Sallenave

Id $\frac{41}{27}$ A

APERÇU

SUR LES CAUSES, LA NATURE ET LE TRAITEMENT

DE

QUELQUES MALADIES CHRONIQUES

PAR LE DOCTEUR SALLENAVE,

MÉDECIN CONSULTANT,

A BORDEAUX,

RUE MONTMÉJAN, 7, ANCIENNE RUE DES PETITS-CARMES,

Près la Poste aux lettres.

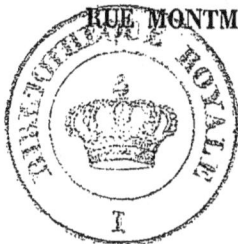

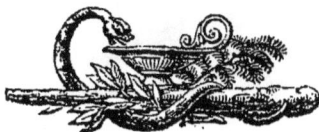

BORDEAUX,

CHEZ HONORÉ GAZAY, IMPRIMEUR, RUE GOUVION, 14.

—

1843

APERÇU

LES CAUSES, LA NATURE ET LE TRAITEMENT

DE

QUELQUES MALADIES CHRONIQUES.

Les maladies chroniques dont je vais traiter d'une manière succincte proviennent le plus ordinairement de causes particulières, ont une nature propre, et exigent un traitement spécial.

Les causes de ces affections, presque toujours inhérentes à l'organisme, n'émanent presque jamais d'un autre principe : sans doute des influences extérieures occasionnent souvent l'apparition du mal, mais il est rare qu'elles le créent.

La nature de ces maux, habituellement aussi exceptionnelle que leurs causes, ne ressemble que par hasard à la nature des autres maladies. Si la région du corps où ils se montrent en devient accidentellement le siége unique, ce siége est naturellement plus étendu. Même particularité à l'égard de l'altération que l'un et l'autre de ces siéges éprouvent; le premier a parfois l'altération qu'on lui attribue, mais le second en a fréquemment une différente.

De même que les causes de ces infirmités ne sont que fortuitement étrangères à l'économie, et qu'il est aussi peu commun que leur nature ressemble à celle des autres affections, de même leur traitement diffère autant en général des médications connues : son action, au lieu de se borner comme dans la plupart des méthodes suivies dans ces circonstances à agir localement, doit porter en outre sur une plus grande échelle. Ce dernier précepte est même d'une telle importance qu'il vaudrait beaucoup mieux le mettre en usage seul que de se conduire, à son exclusion, d'après celui qui précède.

J'ai constaté nombre de fois, depuis que je suis livré à la pratique des maladies chroniques, les avantages inespérés qui résultent de cette manière nouvelle d'envisager les causes, la nature et le traitement de celles qui suivent.

DE LA
MALADIE APPELÉE
GASTRITE, GASTRALGIE, HYPOCONDRIE, AFFECTION NERVEUSE, ETC.

Cette maladie, qui doit les différentes dénominations sous lesquelles elle est désignée aux idées diverses que l'on se fait tant sur son siége que sur l'altération qu'on lui prête, est très-répandue, surtout depuis quelques années.

Les personnes qui en souffrent ressentent par intervalles un sentiment de froid ou de chaleur insolite, général ou partiel. Chez elles la peau, toujours terne et habituellement sèche, se couvre parfois de sueur; et les urines, rares ou abondantes, sont claires ou chargées. Avec ces premiers troubles fonctionnels coïncident un appétit capricieux, nul ou impérieux; de la pesanteur à l'estomac ou à l'intestin, avec ou sans chaleur; de la douleur dans l'un ou l'autre de ces organes, tantôt réveillée et tantôt calmée par la présence des aliments; des digestions difficiles et longues, accompagnées de renvois, de nausées et même de vomissements de matières variables. Le

ventre, de son côté, rarement affaissé, prend souvent et subitement un volume plus ou moins considérable ; et la constipation, ordinairement marquée, se trouve quelquefois remplacée par du dévoiement. Ces sujets pous-
sent en outre des soupirs involontaires, et accusent des oppressions passa-
gères, des palpitations subites, des maux de tête particuliers, ainsi qu'une
foule d'autres malaises communément sans fixité aucune. Enfin, maigres
en général, affaiblis et tourmentés au milieu même du sommeil des idées les
plus noires comme les plus terribles, ils deviennent tristes, susceptibles, et
à charge à ceux qui les entourent comme à eux-mêmes, jusqu'à ce que mi-
nés par cet état de souffrances physiques et morales dans lequel ils vivent
moins qu'ils ne meurent chaque jour par une mort anticipée, ils s'éteignent
non en achevant de vivre, mais en finissant de mourir.

Tels sont les caractères généraux de cette affection qui, lente d'ordinaire à s'établir, peut se montrer assez rapide sous forme continue ou intermittente, et qui, peu observée chez les personnes jeunes, l'est fréquemment chez celles d'un âge plus avancé. Une remarque à faire c'est qu'elle
sévit de préférence sur les êtres doués d'une intelligence supérieure ou pour-
vus d'une grande sensibilité.

Cette maladie est regardée comme incurable par les médecins qui, frappés de la prédominance de quelques-uns des symptômes nombreux auxquels elle donne naissance, la font dépendre de l'inflammation chronique
de l'estomac avec ou sans participation des intestins, d'une névrose de ces
organes ou d'une irritation propre du cerveau, se réfléchissant soit sur les
viscères abdominaux, soit sur toute autre région de l'économie, etc.; mais
il est rare qu'elle offre cette terminaison extrême à celui qui, ayant la
connaissance de la trame organique élémentaire, de ses rapports, de son
influence sur le centre nerveux et réciproquement, déduit la nature du mal
de l'expression propre des désordres qui le constituent et lui oppose la médication naturelle qu'il réclame.

C'est du moins en suivant cette voie que je suis arrivé à guérir de cette
affection de nombreux malades abandonnés.

DES DOULEURS DE TÊTE
PÉRIODIQUES OU CONTINUES.

Ces douleurs, appelées spasme du cerveau, cérébrite partielle, migraine,
et même rhumatisme cérébral, selon l'espèce d'altération dont on croit cet
organe attaqué, sont de plus en plus communes.

Elles se manifestent par la difficulté avec laquelle sont supportés la lu-
mière, les sons, les odeurs, tout mouvement, toute réflexion, par des élancements, des bourdonnements, des éblouissements, accompagnés ou non de
syncopes et même d'agitation musculaire. La tête est lourde ou légère; les
idées paraissent élevées ou nulles; la sensibilité se montre délicate ou obtuse; le sommeil se trouble; les digestions se dérangent, et le malade dé-
périt graduellement.

Peu vives dans le principe et apparaissant alors à des intervalles plus ou
moins éloignés, ces douleurs augmentent peu à peu d'intensité, deviennent
ensuite périodiques, et plus tard continues avec redoublements.

Tant qu'elles sont peu prononcées, les malades s'en préoccupent à peine
ou les médecins n'y opposent que des palliatifs. Mais quand elles sont de-
venues plus fortes, ceux qui en souffrent se plaignent presque en vain, attendu que l'art ne leur procure guère le soulagement qu'ils en espèrent.

Cette inefficacité ne serait pas aussi fréquente si, par l'appréciation rigou-
reuse de la composition intime du cerveau, de ses moyens d'union avec le
reste de l'économie, de l'influence qu'exercent sur cet organe et l'excitant
général et ses excitants propres, de ses rapports d'un côté avec le monde
extérieur et de l'autre avec la machine animale, de l'action réciproque des
parties qui le composent, enfin, de l'importance du rôle qui lui est dévolu,
les interprètes de l'art s'élevaient à la nature réelle du mal et à sa médication véritable.

C'est, en effet, en me conduisant d'une manière conforme à ces données que j'ai obtenu beaucoup de guérisons que d'autres théories avaient été impuissantes à procurer.

DES NÉVRALGIES.

Les symptômes des névralgies, dites faciale, plantaire, intercostale, sciatique, etc., d'après le cordon nerveux qui anime la partie où elles apparaissent, sont très-simples lorsqu'on les isole de toute complication.

Ils sont constitués par une douleur déchirante avec élancements, mais sans chaleur, ni rougeur, ni tension dans l'organe qui en est le siége. Tout mouvement en est gêné ou instinctivement enrayé, car s'il a lieu les souffrances augmentent, et à la longue il survient une espèce de formication ou de torpeur locale qui peut redoubler, surtout durant la nuit.

Chez quelques sujets ces affections ne font que paraître et disparaître en causant ou non une accélération du pouls plus ou moins marquée. Tantôt elles passent avec la rapidité de l'éclair d'un point à un autre; tantôt elles se fixent sur une région, qui par leur durée est atrophiée. Quand elles sont générales chaque branche nerveuse réfléchit à son tour les mêmes impressions, et les fonctions des viscères finissent par se troubler. Alors l'économie entière s'altère, et l'émaciation devient de plus en plus apparente.

Très-réfractaires, pour ne pas dire davantage, lorsqu'on les attribue à l'altération propre du nerf le long duquel existent les sensations perçues et qu'on les attaque par des moyens dirigés uniquement contre lui, les névralgies ne présentent pas absolument cette opiniâtreté lorsque, partant de l'origine des nerfs et de leur terminaison, de leur structure, de leur situation et de leurs fonctions, on précise s'ils sont réellement modifiés soit dans leur organisation, soit dans leurs rapports, ou bien si, restés sains, ils ne font que transmettre l'altération soit de l'organe où ils prennent naissance, soit de celui où ils se terminent; toutes circonstances pour chacune desquelles le traitement ne doit pas être seulement varié, mais encore tout à fait différent.

Ce n'est qu'en suivant cette marche que j'ai pu guérir de cette affection certaines personnes chez lesquelles on lui avait laissé prendre droit de domicile.

DES CONVULSIONS
et
DE LEURS VARIÉTÉS.

De même que ceux des névralgies, les caractères des convulsions, appelées selon leur variété tremblements, catalepsie, chorée ou danse de Saint-Guy, épilepsie ou mal caduc, etc., sont des plus simples.

Ils consistent dans la contraction et le relâchement alternatifs et involontaires d'un nombre plus ou moins grand de muscles de la vie de relation, avec ou sans perte de connaissance.

Les convulsions peuvent se montrer sous toutes les formes, comme revêtir tous les types; le cerveau pouvant être agité de mille manières, d'une façon continue ou intermittente, et son action sur chacun des muscles soumis à son empire étant aussi variée qu'ils sont nombreux.

Pour leur nature, de même encore que celle des névralgies elle n'est pas toujours rigoureusement appréciée. S'il est vrai que chaque espèce de convulsion résulte de l'action d'une région de l'encéphale sur tels ou tels muscles placés sous sa dépendance, il n'est pas exact de dire que cet organe soit dans tous les cas cause première de l'effet qui provient de ses relations avec eux. Il arrive souvent au contraire qu'ainsi que pour les névralgies, le point de départ de la maladie siége ou dans l'organisme entier ou dans une de ses parties autre que le cerveau.

Erreur encore à l'égard de l'altération que l'on dit éprouvée par le centre nerveux alors même que de lui part primitivement tout le mal : ce n'est que très-rarement qu'il est affecté ou d'une inflammation, ou d'une dégénérescence soit de sa substance, soit de ses enveloppes, comme on le reconnaît en analysant à l'aide d'une saine physiologie les phénomènes qui se passent dans ces circonstances, ainsi que les succès qui suivent l'emploi de la médication déduite de cette analyse.

J'ai opéré quelques belles cures de ces maladies, aussi rares qu'en général difficiles et longues à traiter.

DE DIVERSES EXTINCTIONS
DE LA SENSIBILITÉ ET DE LA CONTRACTILITÉ ANIMALES.

Les diverses extinctions de la sensibilité et de la contractilité animales, dont je veux parler, sont connues sous les noms d'étourdissements, d'apoplexie, de paralysie, etc.

Les malades atteints de l'une ou de l'autre de ces infirmités présentent assez généralement une intelligence obtuse, des idées lentes, un regard hébété, avec ou sans douleurs de tête et qu'accompagne une diminution marquée de la vue, de l'ouïe, de l'odorat. Chez eux la parole est embarrassée et le toucher n'a pas de précision. Tantôt les mains sont comme engourdies, tantôt ce sont les pieds. D'autres fois un bras, une jambe, ou tous deux sont gênés dans leurs mouvements. Dans quelques cas il arrive qu'une moitié du corps ou même sa totalité perd la faculté de se mouvoir : alors les selles peuvent être involontaires et les urines s'écouler sans discontinuer. Au milieu de ces désordres la digestion reste d'ordinaire naturelle ; le pouls régulier, mais petit et lent ; le sommeil profond.

Ces diverses affections ne sont encore, d'après les opinions reçues, que les suites d'une altération organique du cerveau ou de la moëlle épinière condamnées à l'incurabilité. Elles n'ont pourtant ni cette nature ni cette terminaison dans la majorité des cas. On fait cette distinction si l'on se rappelle qu'en nous il y a deux vies, dont l'une peut bien avant l'autre s'altérer en partie ou même en entier jusqu'à un degré voisin de l'anéantissement complet, sans que ce résultat soit forcément dû à ces causes ; et on en établit l'importance par les guérisons, préjugées impossibles, qu'elle conduit à obtenir.

J'en compte, en effet, un assez bon nombre qui avait résisté aux traitements connus.

DE LA MONOMANIE
SIMULANT
LA FOLIE.

Un individu a-t-il une idée fixe et déraisonnable, vers la satisfaction de laquelle tendent tous ses actes; on dit qu'il est fou. Un autre a-t-il une idée fixe et déraisonnable aussi, mais contre l'accomplissement de laquelle il fait des efforts incessants ; on dit encore qu'il est fou. Les soumet-on l'un et l'autre à un traitement, c'est le même pour tous deux. Pourtant le premier de ces malheureux, seul, est aliéné ; le second ne l'est pas : et dans les deux cas la médication à mettre en pratique doit être différente. Si même il est très-difficile de parvenir à guérir l'un, il l'est bien moins de délivrer l'autre de son mal.

Mais, pour se promettre une pareille réussite, il faut savoir suivre pour le cerveau la même marche que pour les autres organes.

Qu'on recherche donc la conformation de l'encéphale, l'influence de ses diverses parties les unes sur les autres, son plus ou moins d'harmonie avec le reste du corps, ses rapports avec ses excitants particuliers et l'excitant général, sans oublier de tenir compte du tempérament du malade, de son âge, de son sexe, et surtout de l'état dans lequel se trouve l'ensemble de son économie ; et l'on arrivera à préciser les monomanies dont je m'occupe actuellement, leurs variétés nombreuses, leurs nuances infinies, et à en découvrir la médication positive, ses différences tranchées, ses modifications importantes.

Ainsi envisagée, chacune de ces espèces d'aliénations mentales exprime sa nature avec la même clarté que les maladies précédentes, et, comme elles, peut être guérie d'une manière plus ou moins complète, après un temps plus ou moins long, suivant le degré du mal, sa durée, son état d'isolement ou de complication, etc.

J'ai vu du moins cette façon d'agir suivie de résultats on ne peut plus satisfaisants.

DU CATARRHE PULMONAIRE
ou
RHUME CHRONIQUE.

Dans cette maladie l'on éprouve dès le matin, et surtout en se levant, une espèce de chatouillement à la région antérieure et inférieure du cou, accompagnée d'une toux qui amène des crachats d'aspect, de couleur, de consistance et de saveur, en rapport avec la constitution du sujet et aussi avec la variété du mal. Ces symptômes diminuent pendant le jour, mais ils augmentent vers le soir pour cesser durant la nuit, à moins que l'affection ne soit très-grave, car dans cette circonstance il survient alors des quintes. Le malade a un teint terreux; il est oppressé quand il parle quelque temps ou haut, et particulièrement lorsqu'il marche vite ou monte des escaliers. Parfois il éprouve des nausées et même des vomissements, comme aussi des maux de tête avec ou sans modification de l'appétit.

Cette maladie varie extrêmement: quelquefois la toux est fréquente, quelquefois elle est rare; tantôt l'expectoration est abondante, tantôt elle est nulle pour ainsi dire.

Tous les âges peuvent en être atteints; mais tous les tempéraments n'y sont pas également prédisposés.

Si elle peut durer chez quelques personnes nombre d'années sans entraîner une notable altération dans la santé, elle ne laisse pas chez d'autres que de les détériorer avec rapidité.

Quelle nature a cette affection, qui dans certains cas s'aggrave à ce point qu'on la confond alors avec la phthisie? Pour parvenir à la connaître, il faut d'abord avoir une idée exacte de l'organisation des végétaux, de la manière dont ils vivent et des modifications qu'opèrent en eux les saisons; considérer ensuite sous les mêmes points de vue l'organisation des animaux à sang blanc, et s'élever de celle-ci à celle des êtres à sang rouge. On apprend de la sorte à traiter le plus rationnellement possible le catarrhe pulmonaire, dont une variété très-commune se détruit d'une façon aussi radicale que prompte, quelle qu'en soit l'ancienneté, tandis qu'une autre ne cède pas sans beaucoup de difficultés alors même qu'elle a une existence assez récente; et dont une troisième, après avoir été guérie, reste passagèrement sujette à récidive, au lieu qu'une quatrième ne peut qu'être améliorée, de manière toutefois à perdre tout caractère dangereux.

Ce n'est effectivement qu'en me conformant à ces indications que j'ai réussi à obtenir ces divers avantages sur beaucoup de catarrheux, dont plusieurs avaient été jugés poitrinaires.

DE L'HÉMOPTYSIE
ou
CRACHEMENT DE SANG.

Presque toujours complication de la précédente, cette affection peut cependant exister sans elle.

Dans le premier cas les malades ressentent d'abord, pendant une durée plus ou moins limitée, les symptômes du catarrhe pulmonaire, auxquels vient s'ajouter de temps à autre l'expectoration d'un sang vermeil et écumeux. Dans le second cas la toux, ordinairement sèche et presque toujours accompagnée d'oppression, se trouve alors suivie de l'expulsion d'un sang dont les qualités physiques sont encore plus tranchées que lorsqu'il est mêlé aux mucosités qui concourent à former les crachats.

La quantité, qui dans l'une et l'autre circonstance en est rendue, varie

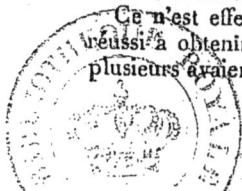

selon les degrés du mal, et peut si.elle se prolonge ou se répète souvent déterminer la mort.

De même que le catarrhe, l'hémoptysie est quelquefois prise pour la phthisie; mais cette faute n'est commise ni par celui qui a médité sur le mode de sentir des poumons et sur ce qui résulte de la prévoyance de la Nature pour la conservation des individus alors particulièrement que ces organes ont eu à supporter, durant plus ou moins de temps, les secousses réitérées d'une toux catarrhale ou non, ni par celui qui remonte à la constitution des sujets atteints de cette maladie et aux circonstances dans lesquelles ils vivent.

Par cette étude j'ai guéri quelques malades, parmi lesquels il y en avait qui passaient pour phthisiques.

Dois-je terminer ce que j'avais à noter sur l'hémoptysie sans parler de l'épistaxis habituelle? Je ne peux laisser passer cette occasion d'établir la liaison de rapports qui a lieu parfois, tant dans leur nature que dans leur traitement, entre l'hémorrhagie nasale et le crachement de sang, puisque la connaissance de cette analogie m'a servi à souhait dans des cas désespérés.

DE L'ASTHME.

Cette maladie porte le nom d'asthme humide ou d'asthme sec selon qu'elle se montre avec ou sans expectoration.

Ses caractères sont les suivants : le malade, dont la respiration est habituellement embarrassée plus ou moins, éprouve parfois une oppression subite qui, en général, se fait ressentir vers le milieu de la nuit et s'accompagne de sifflement. Il recherche l'air, prend la position verticale, observe le silence et garde le repos, en même temps qu'il a froid et que son teint devient violacé. Il reste en cet état jusqu'à ce que reparaisse la chaleur, qui entraîne des urines chargées, de la sueur, ainsi que la toux et les crachats s'il est sujet à ces derniers symptômes. Alors il retrouve sa respiration accoutumée, laquelle même lui semble plus libre dans les premiers moments qui suivent l'espèce d'asphyxie qu'il vient de subir.

Ces accès, qui peuvent ne reparaître que rarement, comme revenir souvent, peuvent ne durer que quelques heures, comme persister plusieurs jours; et leur intensité est proportionnelle à leur fréquence et à leur durée.

Cette affection, qui n'octroie pas, ainsi qu'on se l'imagine bien à tort, un brevet de longévité, puisqu'elle tue même dès le bas âge, est très-tenace. Mais la résistance qu'elle oppose dépend beaucoup de ce qu'au lieu d'arriver par l'analyse de la formation du mal à découvrir qu'il ne consiste le plus fréquemment qu'en une diminution habituelle ou une suspension momentanée de l'action d'une partie des muscles respirateurs, dont les causes siégent ou dans la poitrine, ou dans la tête, ou dans l'économie entière, on le fait provenir d'altérations qui en sont la conséquence plutôt que le principe; interprétation erronée de laquelle découle un faux traitement.

En conduisant à dévoiler et la nature et la médication de l'asthme, cette étude amène encore à apprendre comment on doit agir, soit pour empêcher le retour de la maladie si elle se trouve du genre de celles qui sont curables, soit pour en diminuer la gravité alors qu'elle reste par sa variété au-dessus des ressources de l'art.

J'ai constaté sur des asthmatiques, dont l'état offrait même peu de chances de succès, les avantages que procure cette manière de faire longtemps continuée.

DE L'ANÉVRISME
DU CŒUR ET DES TRONCS ARTÉRIELS.

Qu'une personne ressente presque constamment des palpitations à la région du cœur, comme au creux de l'estomac, aux parties latérales du cou, ou dans tout autre point du corps; que son pouls soit très-irrégulier; qu'elle éprouve de l'oppression non-seulement en marchant vite, mais même lorsqu'elle est levée ou couchée; que son teint s'offre pâle ou violacé; en voilà plus qu'il n'en faut pour qu'on la dise atteinte d'anévrisme du cœur, comme du tronc cœliaque, des carotides ou de telle autre artère principale, surtout si les jambes sont infiltrées, si les joues sont bouffies.

Mais pourquoi ce langage? Le cœur, les gros vaisseaux artériels, aussi bien que chacun de nos organes, n'ont-ils pas des besoins et ne les expriment-ils pas à leur façon? N'y a-t-il aucun lien qui unisse ces diverses branches de l'arbre circulatoire au reste de l'économie; aucune cause qui ait la propriété d'activer, de rétrécir ou de bouleverser leurs contractions sans compromettre leur organisation si résistante, sans procurer leur anévrisme?

. Qu'à la connaissance de la texture et des fonctions de ces organes on ajoute celle de leurs liaisons intimes avec le sang, avec les poumons, avec le cerveau, etc., et l'on estimera les anévrismes moins fréquents, et l'on précisera la médication qu'il convient d'opposer, suivant la différence des causes qui les auront fait naître, aux symptômes qui induisent alors en une erreur funeste.

Quelles cures j'ai fini par opérer, à l'aide de ces considérations de la plus pure physiologie, sur des sujets regardés comme perdus!

DE LA CHLOROSE
ou
PALES-COULEURS.

Cette maladie, qui tire son nom de la teinte propre aux sujets qu'elle affecte, est assez commune.

Une pâleur excessive, jaunâtre, quelquefois verdâtre, suivie ou non de bouffissure du visage, d'œdème des extrémités, d'infiltration générale même; un abaissement notable et habituel de la chaleur animale; une peau terreuse et flasque; des urines aqueuses; un estomac languissant, avec ou sans dépravation du goût; une dyspnée continuelle; des palpitations suffocantes; une céphalalgie permanente, accompagnée de bourdonnements et d'insomnie; un sentiment constant de fatigue, avec tendance à l'inaction; une tristesse sans causes appréciables, avec recherche de la solitude; tels sont les traits principaux de la chlorose.

Presque exclusive aux personnes du sexe, qu'elle attaque à tout âge, mais particulièrement lors de la puberté, et chez lesquelles elle est concomitante d'un trouble menstruel, cette affection n'épargne pourtant pas le vôtre.

Très-rebelle pour peu qu'elle soit ancienne lorsque, préoccupé de la décoloration réelle du sang, on regarde l'état de ce fluide comme cause première des désordres observés, cette maladie est plus facile à traiter quand on considère cet état du sang comme résultat d'une modification générale de l'organisme, qu'il n'entre pas dans mon plan de spécifier.

En envisageant ainsi la chlorose, j'ai vu la médication qui en découle, fort simple quoique très-différente selon les circonstances, être suivie de succès dans bien des cas qui, en d'autres mains, avaient été réfractaires aux remèdes les plus vantés.

DE LA LEUCORRHÉE
ou
PERTES BLANCHES.

Comme l'affection qui précède, la leucorrhée doit le nom qu'elle porte à son symptôme prédominant; comme la chlorose aussi elle est assez fréquente.

Dans sa plus grande simplicité cette maladie se caractérise par un écoulement muqueux ou glaireux, d'un aspect blanchâtre, mais très-variable en nuance et en quantité, sans toutefois que les femmes qu'elle affecte éprouvent d'autres incommodités qu'une démangeaison plus ou moins marquée à la vulve. On observe encore des tiraillements d'estomac, de la constipation, et un malaise universel que je ne décrirai pas.

Cette affection, qui d'ordinaire se forme lentement, diminue pendant les chaleurs, et augmente durant les froids. Elle semble disparaître parfois, mais souvent persiste des années, et peut s'accompagner d'hémorrhagies locales quand elle est très-ancienne.

Elle n'a une durée aussi indéterminée que par suite des traitements contre-indiqués qu'on lui oppose, d'après l'opinion erronée que l'on se fait de sa nature. Qu'au lieu de confondre la leucorrhée avec diverses sécrétions vaginales dues à l'inflammation, simple ou compliquée, primitive ou consécutive, de la membrane qui les fournit, on remonte à l'état dans lequel se trouve alors l'économie entière, sans oublier d'apprécier exactement les liens du vagin avec les tissus les plus importants, et il n'en sera pas toujours ainsi.

En effet, à part qu'elles conduisent à découvrir l'essence de cette maladie et conséquemment la médication qui lui convient, ces recherches ont encore l'avantage de faire reconnaître qu'elle offre des variétés, dont l'une ne peut qu'être améliorée, au lieu qu'une autre est seulement difficile à guérir, et dont une troisième est sujette à reparaître, tandis qu'une quatrième, la plus commune de toutes, se détruit d'une manière aussi complète que rapide.

Les preuves de ces assertions se trouvent dans les résultats mêmes auxquels elles m'ont souvent amené sur des personnes qui n'osaient plus en espérer d'aussi heureux.

DE L'ENGORGEMENT ET DE L'ULCÉRATION DE LA MUQUEUSE DU COL DE L'UTÉRUS.

Moins fréquentes que les pertes blanches, dont souvent elles se compliquent, ces affections sont encore trop répandues parmi les femmes nubiles, qui ne sont pas arrivées à l'âge critique ou qui viennent d'y entrer.

Celles qui en sont victimes se plaignent d'un sentiment d'ardeur dans la partie inférieure du bassin, d'une pesanteur plus ou moins grande dans cette région, de douleurs presque continues aux lombes et vers le haut des cuisses, d'envies d'uriner tout aussi incessantes, etc...

Parfois le mal réside simplement dans les petits vaisseaux de la muqueuse du col de la matrice; mais parfois il est réellement constitué par sa destruction partielle, circonstance dernière qu'accompagne une sécrétion purulente et même sanguinolente.

Ces altérations, dont on comprend la gravité, ne sont pas tout à fait aussi difficiles à détruire que le laisse présumer le nombre des remèdes préconisés pour en triompher. Mais pour atteindre ce but il faut tenir compte de la composition du tissu désigné, de ses rapports divers, et se rappeler que l'organe dont elle fait partie intégrante est voisin du centre de la vie, qu'il devient fréquemment le point où répondent diverses affections.

Cette voie, suivie chez celles des femmes qui se sont soustraites à d'autres soins pour recevoir les miens, a été aussi favorable qu'on peut le souhaiter dans une maladie qui, négligée ou mal traitée, finit par produire une dégénérescence cruellement mortelle.

Avant d'achever ce paragraphe, est-ce forcer l'analogie que d'en trouver entre la maladie dont il traite et les plaques d'un rouge-violet, plus ou moins étendues et parsemées ou non d'ulcérations superficielles plus ou moins nombreuses, qui occupent parfois, en dehors de tout germe syphilitique, la muqueuse du gland? Je le pense d'autant moins que la médication, qui guérit les engorgements et les ulcérations du col de la matrice de nature analogue et bornés à ce même tissu, est aussi celle qui m'a réussi dans quelques-unes de ces circonstances où avaient échoué les traitements d'abord mis en pratique.

DES HÉMORRHOÏDES.

Les hémorrhoïdes sont des engorgements partiels des petits vaisseaux sanguins de la membrane qui tapisse l'intérieur de la région inférieure de l'intestin rectum, et d'où s'écoulent soit des mucosités, soit du sang.

Cette maladie, interne ou externe d'après le siége palpable des engorgements qui la constituent, et continue ou intermittente selon que ces engorgements se montrent permanents ou passagers, a pour caractères ordinaires
de la démangeaison, des picotements ainsi que de la cuisson à l'anus, avec
obstacle à la défécation. A ces symptômes s'ajoutent par intervalles une
chaleur mordicante, une pesanteur excessive, ainsi que des douleurs pon-
gitives, avec besoins fréquents d'aller à la selle; et les déjections deviennent d'autant plus pénibles qu'alors est plus saillant le bourrelet formé par
le nombre et le volume des tumeurs hémorrhoïdaires. En même temps
naissent des souffrances qui troublent toute l'économie, et ne se calment
que lorsque le mal, produisant lui-même son remède, oblige les sécréteurs
à fonctionner ou à fournir issue au sang.

Considérées comme fonction supplémentaire qu'il faut respecter, les hémorrhoïdes possèdent rarement les vertus salutaires dont on les a dotées
trop gratuitement. On ne généraliserait pas autant si l'on précisait mieux
l'échelle du développement des forces physiques; la prédominance des
vaisseaux sanguins ou de ceux à fluide blanc; la liaison qui règne entre la
peau et les muqueuses, celles surtout des poumons, des intestins; enfin, la
prédisposition organique à cette maladie. On reconnaîtrait au contraire que
s'il y a des hémorrhoïdes qui ne doivent pas être guéries, il en est beaucoup qui peuvent l'être; et que parmi ces dernières si certaines sont très-re-
belles, d'autres cèdent assez facilement à l'emploi de moyens variés, ainsi
que je l'ai observé dans des cas que leur ancienneté avait frappés d'un ca-
chet d'incurabilité jusqu'alors indélébile.

DU SPASME DE LA VESSIE.

Les symptômes de cette maladie consistent en des besoins d'uriner ré-
pétés, lesquels ne laissent aucune trace, mais occasionnent dès qu'ils se font
sentir du chatouillement à l'extrémité de l'urêtre, puis, pendant qu'ils s'ac-
complissent, de l'ardeur le long de son canal; dernière sensation qui persiste quelques instants après qu'a été rendue une urine claire.

Ces besoins, dont la fréquence correspond à la gravité du mal, se re-
nouvellent parfois à des distances d'une régularité tout à fait remarquable.

Sont-ils toujours, de même qu'on le professe, la conséquence d'une altération quelconque du système cérébro-spinal ou ganglionaire? Les spas-
mes vésicaux, aussi bien que certains autres, peuvent encore être le produit
de lésions étrangères à ces appareils, ainsi qu'on le reconnaît en analysant
les liens des organes entre eux, les rapports de la vessie, et l'état général
des sujets qui en sont affectés.

Ils avaient cette dernière nature chez quelques malades délaissés, que
grâce à cette analyse j'ai traités le plus heureusement possible.

DU CATARRHE VÉSICAL.

Les caractères du catarrhe de la vessie sont des envies d'uriner moins
fréquentes que dans son spasme, mais durant l'intervalle desquelles le malade éprouve une espèce de pesanteur à l'hypogastre. De la démangeaison
au gland précède la chaleur qu'occasionne et entretient quelques moments
encore dans l'urêtre le passage d'urines troubles.

Tantôt le résidu qu'elles déposent, est blanchâtre et semblable à du blanc
d'œuf battu ou non; tantôt il est roussâtre et analogue à de la mucosité.

A-t-on alors affaire à une inflammation de la vessie, comme on avance
que la chose a lieu dans tous les cas? Cette assertion est loin de comporter
la généralité qu'on lui prête si, entr'autres raisons, l'on tient compte de
celle-ci: que, quand un excitant naturel devient trop fort pour l'organe
qu'il anime ordinairement, la Nature cherche à protéger cet organe contre
l'action anormale de son excitant ainsi modifié.

J'ai rencontré des catarrhes chroniques de la vessie qui se trouvaient
dans les conditions favorables dont je parle. Ils avaient résisté aux traite-

ments connus; ils cédèrent à l'administration soutenue des agents déduits de raisons analogues à celle mentionnée.

DE LA GRAVELLE.

Dans la gravelle le sujet, dont l'urine forme habituellement un dépôt sablonneux et rougeâtre, se trouve parfois pris tout à coup de douleurs atroces dans la région des reins, qui devient tendue jusqu'à ce qu'un surcroît de souffrances annonce et accompagne l'espèce d'énucléation du calcul accidentel, principe de tout le désordre.

Quelle est la nature de cette maladie, dont le retour des accès peut être aussi variable que leur gravité et leur durée? Les uns veulent qu'elle soit une néphrite, comme si une phlogose pouvait paraître et disparaître tour à tour pendant des années sans produire une dégénérescence incurable; tandis qu'il n'est pas rare de voir des graveleux de longue date guérir, et même radicalement. D'autres soutiennent qu'elle consiste en la présence dans nos humeurs d'éléments concrescibles et dont par bonheur les organes rénaux nous débarrassent; opinion que les revers occasionnés par le traitement qui en découle dénotent être fausse en général. Il n'en est pas ainsi de celle qui considère la gravelle comme étant l'expression soit d'une composition du sang que je ne spécifierai pas ici, soit d'une modification de la vitalité des reins que je ne préciserai non plus actuellement.

En envisageant cette affection sous ces divers points de vue, on la traite d'une manière tout à fait rationnelle, bien que par des moyens différents selon la variété de la cause qui l'engendre; et on établit la ligne de conduite que doit tenir le graveleux ou pour éviter que son infirmité reparaisse, ou pour faire qu'elle revienne avec moins de fréquence et d'intensité, si tant il arrive qu'il ne puisse en être délivré pour toujours.

Je suis parvenu à ces résultats sur d'anciens malades, auprès desquels encore j'avais été appelé alors qu'ils étaient en proie aux angoisses d'une des crises qui les torturaient fréquemment.

DE L'OPHTHALMIE.

L'ophthalmie, caractérisée par une rougeur vive du globe oculaire et des douleurs lancinantes, peut faire perdre la vue dès son apparition ou devenir chronique. Un degré moindre d'acuité dans les symptômes et le suintement d'un liquide quelquefois très épais et même purulent distinguent cet état du premier; mais dans les deux cas il y a alors une diminution plus ou moins grande dans la faculté de recevoir l'impression des rayons lumineux.

Quoique toujours grave, cette maladie n'est pas constamment aussi rebelle que le laissent croire tous les remèdes employés contre elle sans beaucoup de succès. Pour en obtenir, il faut, après avoir scruté l'ensemble de la constitution présente du sujet qui la porte, agir encore directement contre les faux rapports des capillaires de la conjonctive.

En m'y prenant de la sorte, j'ai guéri plusieurs ophtalmies aussi vieilles qu'elles étaient graves.

DE LA ROUGEUR DES BORDS DES PAUPIÈRES.

Cette affection, qui tient aux mêmes causes que la précédente, est encore plus réfractaire qu'elle parce qu'outre les conditions dans lesquelles doit être placé l'œil malade, on néglige le précepte de détruire la réaction continuelle qu'exercent entre eux dans cette circonstance les divers tissus des paupières.

En agissant ainsi j'ai détruit des rougeurs des bords des paupières, qu'on n'avait pu empêcher de devenir inquiétantes.

DE L'AMAUROSE
ou
GOUTTE SEREINE.

Dans l'amaurose ou goutte sereine la vision est plus ou moins éteinte, sans que la trame de l'œil paraisse altérée; mais la pupille a perdu ordinairement de sa contractilité, et il peut y avoir des maux de tête, qui se calment à mesure que la cécité fait des progrès.

Quel est le siége de cette maladie? quelle est l'altération qu'il éprouve? Pour résoudre cette double question, il est indispensable d'établir au préalable où s'effectue la vision; et, une fois cette connaissance acquise, il faut encore déterminer de combien de manières l'appareil d'organes qui remplit cette fonction peut en perdre la faculté.

On se convainc alors qu'il existe différentes amauroses, dont les unes sont essentiellement incurables, tandis que d'autres, pourvu qu'elles ne soient pas complètes, peuvent être traitées avec efficacité par des moyens aussi simples que variés, mais long-temps mis en pratique.

Employés avec cette persévérance sur quelques malades qui perdaient la vue, malgré tous les soins qu'ils prenaient pour la conserver, les agents thérapeutiques auxquels je fais allusion la leur ont conservée.

DE LA CATARACTE.

Ainsi que dans la goutte sereine la vision est diminuée à des degrés différents dans la cataracte; mais ici l'opacité du cristallin donne à la maladie un siége apparent : on n'a plus qu'à trouver les causes du changement survenu dans la transparence de ce corps.

On en relate de nombreuses qui, toutes, occasionnent une affection, laquelle ne guérit même pas toujours par l'opération la mieux conduite; et on en oublie d'autres, dont une médication non chirurgicale détruit l'effet ou pour le moins arrête le développement de cet effet alors qu'on est consulté à temps.

Administrée pendant toute la durée nécessaire et avec les modifications exigées par la variété de la cause du mal, cette médication a eu entre mes mains ces précieux résultats.

DE LA SURDITÉ.

Les considérations dans lesquelles je viens d'entrer au sujet de l'amaurose et de la cataracte trouvent dans la surdité une application naturelle. Quand, en effet, le trouble qui survient dans l'audition dépend de certaines modifications de l'organe qui perçoit les sons ou de l'appareil acoustique qui les réfléchit, dues à telles causes tout à fait méconnues, il est possible d'avoir des succès lorsque d'autres ont forcément échoué.

C'est ce qui m'est arrivé sur des sourds traités jusque là infructueusement.

DES RHUMATISMES.

Qu'ils succèdent à cet état aigu auquel a été donnée la même dénomination ou qu'ils se forment avec lenteur d'eux-mêmes, les rhumatismes chroniques siégent soit dans les muscles, soit dans les articulations, dont ils occupent un plus ou moins grand nombre.

Une douleur obtuse, de la gêne dans les mouvements et de la faiblesse à les remplir sont les seuls symptômes de ce mal tant qu'il reste assoupi; mais de la chaleur, de la tuméfaction et de la douleur, qu'accroît la moindre action, s'y ajoutent lorsqu'il se réveille accidentellement.

Ces changements, dont le retour est indéterminé et la durée illimitée, et qu'accompagne toujours une fièvre d'intensité proportionnelle à la leur, aggravent la position du patient, que leurs récidives réitérées rendent encore plus rebelle aux divers traitements par lesquels on cherche à améliorer son sort.

Veut-on la raison de ces difficultés? Qu'on ne croie pas dans tous les cas

avoir à traiter une inflammation musculaire ou articulaire, et qu'on s'élève
à la véritable nature des rhumatismes par la juste appréciation des causes,
inhérentes à l'organisation ou qui lui sont étrangères, sous l'influence desquelles naît et s'entretient cette affection.

C'est par cette route que chez plusieurs personnes d'âge et de sexe différents je suis parvenu à combattre les anciennes souffrances qu'elles déses-
péraient de voir se dissiper jamais ; et à leur donner les moyens d'empêcher qu'elles ne reparussent.

DE LA GOUTTE.

Ainsi que les rhumatismes, la goutte chronique peut naître de l'affection
aiguë qui en porte le nom ou bien se créer insensiblement d'elle-même.

L'articulation où elle s'établit ne présente d'habitude qu'une sorte d'œ-
dématie à peine sensible et qui en borne les mouvements ; mais parfois
elle devient tendue, brûlante et douloureuse, avec une surexcitation générale , qui dans la goutte fixe diminue et se dissipe à mesure que le mal lo-
cal perd de son intensité et reprend son premier caractère, tandis que dans
la goutte mobile elle s'exaspère et étend ses ravages en même temps que
les symptômes articulaires se calment et s'effacent.

Ces attaques, qui reviennent à des intervalles aussi irréguliers que peut
être variable leur degré de gravité, font des malades sur lesquels elles sé-
vissent des martyrs, d'autant plus à plaindre qu'ils n'ignorent pas toute l'im-
puissance de l'art.

Les laisserait-on de la sorte lutter en vain contre leurs maux si, après
avoir un peu mieux apprécié la nature de cette cruelle affection, on en dé-
duisait un traitement rationnel? On arriverait au moins à diminuer la durée
des souffrances et à en éloigner les accès.

J'ai obtenu ces résultats dans quelques cas des plus graves.

DES DARTRES.

Les dartres, dont les variétés ne peuvent pas être limitées quant à l'aspect sous lequel elles apparaissent, sont des maladies non moins réfractai-
rés que désagréables.

A quelle source puisent-elles leur opiniâtreté désespérante? sans doute
dans l'ignorance où l'on se trouve de leur mode d'apparition et de développement, dans l'ignorance aussi des liaisons organiques de la peau et des
rapports naturels de ce tissu, comme de ceux étrangers des divers éléments
qui concourent à le former, puisque l'application soutenue de ces décou-
vertes m'a souvent amené à des réussites, même dans des cas désespérés.

J'en compte, en effet, un grand nombre que n'avait pu produire toute
la pharmacopée d'abord employée.

DE LA TEIGNE.

Ce que j'ai dit des dartres s'applique à la teigne en théorie aussi exactement qu'en pratique. Il suit de là qu'au lieu d'être traitée d'une manière
barbare, cette affection l'est d'une façon plus humaine. Puis, on ne se borne
pas dans cette médication à attaquer le mal localement : on agit simulta-
nément contre lui et la disposition générale qui le produit presque toujours.
Ainsi combattu, il est moins sujet à récidiver.

Tels, au moins, sont les avantages que j'ai obtenus dans des circonstances
analogues à celles en question.

DES SCROFULES
ou
HUMEURS FROIDES.

Dans cette maladie l'organisme a fait une cession d'animalité, si l'on peut
s'exprimer ainsi, et la vie un pas rétrograde vers le règne végétal.

Si, comme on ne saurait assez le reconnaître, cette dégradation est positive, quelle conduite doit tenir le médecin, digne de ce titre, quand il se

trouve appelé à combattre les infirmités qui se rattachent à une organisation de ce genre ?

La physiologie et la raison à la fois lui commandent en premier lieu de chercher à placer le scrofuleux dans une sphère de rapports en harmonie avec sa nature, et ensuite de viser à effacer les conséquences du mal ; puis, enfin, de modifier ces mêmes rapports à mesure que le sujet s'avancera vers la classe d'êtres à laquelle il doit appartenir.

Cette médication, qui a pour but de procurer à l'organisme ce dont il a besoin présentement pour qu'il arrive à s'accommoder plus tard de ce qui s'offrira naturellement à lui, amène à des cures inespérées.

J'en ai recueilli quelques-unes, que les médicaments administrés antérieurement avaient détournées de la guérison plutôt que préparées à cette issue favorable.

DU SCORBUT.

Si le scorbut ne provient pas d'une altération générale aussi tranchée que celle qui caractérise les scrofules, il n'est pas moins certain que tel état de l'ensemble de l'économie, que je me réserve de faire connaître en temps et lieu opportuns, mais que dès à présent je dois dire être autre que l'altération du sang non définie que l'on admet, constitue réellement la maladie qui porte ce nom.

Cette manière de voir est si bien fondée qu'agissant d'après les indications qui en découlent, sans oublier d'attaquer les symptômes offerts par la cavité buccale ou quelques points de la peau et des muqueuses, on arrive à guérir avec plus de certitude que par le traitement des auteurs les plus renommés.

C'est du moins ce que prouve la santé complète et soutenue qui a suivi les prescriptions que cette interprétation m'a conduit à formuler après d'autres praticiens.

DE LA SYPHILIS CONSTITUTIONNELLE.

Je n'ose pas avancer que la syphilis, alors particulièrement qu'elle a atteint ce degré d'assimilation qui l'identifie pour ainsi dire à l'économie, n'est pas envisagée comme l'exige l'altération qui la constitue, parce que tout médecin qui veut faire une spéculation du traitement qu'il y applique ne manque pas de tenir ce langage. Je le pourrais pourtant, attendu qu'on isole trop cette maladie d'une foule de maux auxquels elle ressemble plus ou moins ; qu'on méconnaît les principales causes dont l'action sur l'organisme le dispose à la contracter ; qu'enfin on perd toujours de vue que les symptômes par lesquels elle se traduit sont, pour l'ordinaire, un remède créé par la force vitale même contre une affection interne faussement appréciée.

Si l'on eût reconnu ces vérités, d'où découlent des préceptes thérapeutiques des plus utiles, les moyens préconisés ne seraient pas restés empiriques, et leur pratique eût été couronnée de succès semblables à ceux qui sont résultés de l'emploi méthodique qu'en maintes occasions j'ai fait de ces préceptes.

J'arrête ici l'application que j'avais à faire des principes généraux exposés au commencement de cet écrit. Si je ne l'étends pas à d'autres affections chroniques où elle trouverait naturellement place, c'est que je crois les détails dans lesquels je suis entré suffisants pour qu'à l'aide de l'analogie qui existe entre ces maladies et celles dont j'ai traité, il devienne facile de suppléer à cette restriction.

CONSULTATIONS DE ONZE A QUATRE HEURES.

Bordeaux, imprimerie de Honoré GAZAY, rue Gouvion, 14.

www.ingramcontent.com/pod-product-compliance
Lightning Source LLC
Chambersburg PA
CBHW070231200326
41520CB00018B/5805